L'AVENIR PHYSIQUE

INTELLECTUEL ET MORAL

DE

L'ENFANT,

Découvert à son arrivée au monde.

*Les actions de l'homme dépendent
de son organisation native.*

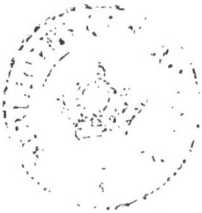

CHERBOURG,

BEAUFORT ET LECAUF, imprimeurs-lithographes

1841.

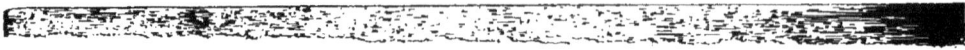

L'AVENIR PHYSIQUE,

Intellectuel et moral

DE

L'ENFANT,

Découvert à son arrivée au monde, au moyen d'un
procédé très-simple.

Les actions de l'homme dépendent
de son organisation native.

PAR M. BLANQUET,

Chirurgien en chef de l'hospice civil de Cherbourg

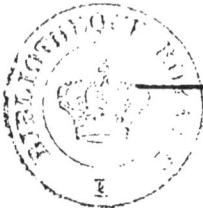

PRIX :

ÉDITEUR ,

M. FEUARDENT, libraire à Cherbourg.
Chez

1842

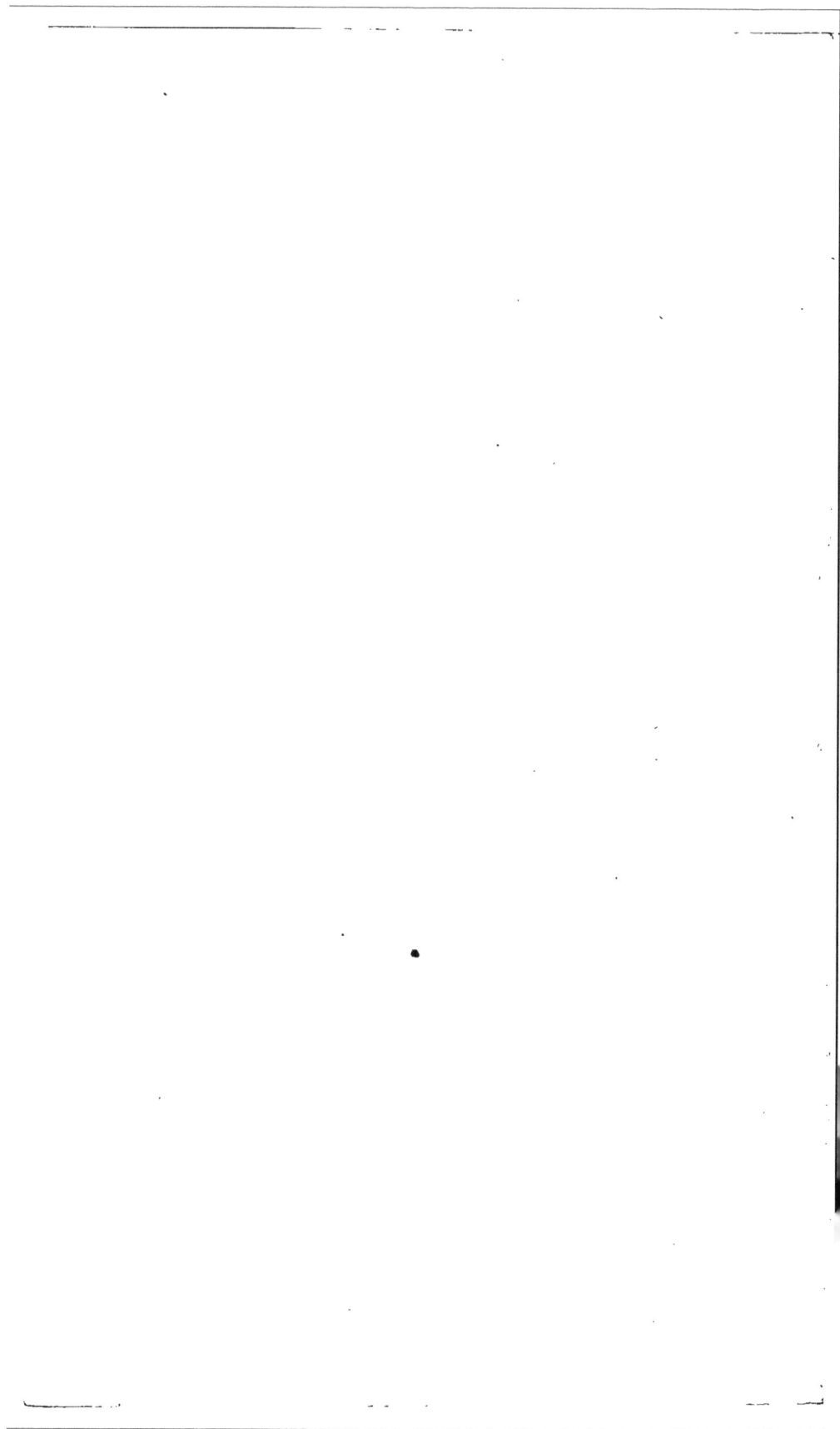

L'enfant du sexe masculin, né à terme, porte à son arrivée au monde les signes de la taille, du penchant, du caractère, et du degré d'intelligence qu'il aura dans l'âge adulte.

—

Depuis 1805 à 1810, parmi les enfants mâles que je recevais, j'en choisis cent ayant entre eux une grande différence en longueur du sommet de la tête à la plante des pieds; la plupart alaités par leurs mères, issus de parents riches, bien constitués et sains, physiquement et mentalement parlant.

25 avaient 4 déc. 5 c. 8 m. ou 16 p. 6 lignes
60 avaient 5 déc. 1 c. 4 m. ou 18 p. 6 lignes
15 avaient 5 déc. 6 c. 9 m. ou 20 p. 6 lignes.

En conséquence je les divisai en trois classes; la première représentait les plus courts, etc. La mort, pendant vingt ans, en a enlevé le quart en étendant sa faux meurtrière d'une manière à peu près égale sur chaque division. Les 75 restants, dont 68 avaient joui d'une bonne santé pendant leur enfance et leur adolescence, envers lesquels on avait exercé avec soin les lois hygiéniques, se sont tous, excepté 7, développés d'après leur rang originel, et non d'après la stature, grande ou petite de leurs auteurs.

HAUTEUR.

1re classe.—1 m.^{e} 6 d. 3 c. 9 m. et 1 m. 6 d. 6 c. 7 m. ou 4 pieds 11 pouces et 5 pieds.

2.e classe.—1 m.^{e} 7 d. 5 c. 0 m. et 1 m. 7 d. 7 c. 8 m. ou 5 pieds 3 et 4 pouces.

3.e classe.—1 m.^{e} 8 d. 3 c. 4 $^{m/m}$ et 1 m. 6 c. 3 m. ou 5 pieds 6 et 7 pouces.

De ceux qui se sont écartés de l'ordre commun en grandissant,

1 a passé de la 1re classe à la 2.º

1 a passé de la 1re classe à la 3.^{e}

1 a passé de la 3.º classe à la 1re

Les 4 autres n'ont pu être observés.

Malgré cette variation qui, comme je le ferai bientôt voir, n'est pas naturelle, je pense qu'il suffit de mesurer un nouveau-né pour prédire quelle sera sa taille à 20 ans.

———

Pendant que je prenais des notes sur la longueur de ces petits êtres, pour observer si au dernier point de leur croissance la nature leur aurait conservé la différence de taille, Gall transformait l'ancienne métaphysique, et remplissait tous les pays de sa réputation; émerveillé des choses nouvelles et étonnantes qu'il enseignait; sachant que le crâne se moûle sur le cerveau; sachant que cet organe est le siège de l'esprit; que, lorsqu'il remplit une vaste tête, il fonctionne avec liberté et énergie, et que de cet exercice , si l'on en juge par les grands réservoirs contenus dans son intérieur, il résulte un fluide qui met en jeu nos facultés intellectuelles, je fis sur des crânes sans bosses, et sans articulations osseuses, des expériences inconnues jusqu'à ce jour, me réservant à juger de leur valeur lorsque ces individus auraient acquis leur majorité.

Au moment de la naissance les os de la boîte encéphalique ne sont ossifiés qu'à leur centre; leur circonférence est membreneuse, en sorte que , palpant pour ainsi dire le cerveau, j'aurais pu juger quelle partie en était la plus développée, et annoncer au moins approximativement quelle serait l'intelligence de ces frêles créatures, mais ce moyen ne me parut pas suffisant pour apprécier d'une manière exacte les diverses dimensions de cet organe, Lors donc que les crânes étaient revenus après l'accouchement à leur forme normale , je traçais, à la manière de Gall, au moyen d'un fil, une ligne, qui de la racine du nez, passant par les sourcils, les trous auditifs, se terminait à la protubérance occipitale; elle marquait la portion de la base du crâne qui reçoit la face inférieure du cerveau. Je considérai ensuite trois diamètres; le premier s'étendait du milieu du front au centre de la fontanelle postérieure; le second traversait les bosses pariétales; le troisième allait perpendiculairement du sommet de la tête au niveau de la susdite ligne: j'appelai ces diamètres longitudinal, transversal et perpendicu laire. Après cette opération, je conduisis de la racine du nez, le long de la ligne médiane, à la protubérance occipitale, un fil, au milieu duquel je fis un nœud; la ligne qui partait perpendiculairement de ce nœud vers la base du crâne, ou, si l'on aime mieux, la ligne qui, de ce nœud, contournait à droite et à gauche cette boîte osseuse, en marquait nécessairement le milieu. J'appelai ce nœud : *nœud central.*

Souvent ce nœud, comme on va le voir, tombait entre le tiers antérieur et le tiers moyen de la suture sagittale; mais quelquefois aussi ce nœud s'écartait en avant, ou en arrière de ce point fixe, proportionnellement au développement du front et de l'occiput. J'appelai ce point : *point sagittal.* Pour connaître ce point, je mesurais avec un fil l'espace compris entre le milieu de la fontanelle antérieure, et le milieu de la fontanelle postérieure; ce fil plié en trois, j'en coupais un tiers, replaçant ensuite les deux autres tiers de ce fil, un bout sur le milieu de la fontanelle postérieure, et l'autre bout en avant; ce dernier marquait nécessairement le point d'union du tiers antérieur avec le tiers moyen de la ligne sagittale, point du crâne que je marquais avec de l'encre.

---

(1) Deux mois après la naissance d'un enfant la mesure de la ligne sagittale pourrait être défectueuse, par la raison que la marche de l'ossification des bords du lozange que forme la fontanelle antérieure, est souvent inégale.

MESURE DES CRANES.

CLASSES.	PETITE DIMENSION.	NOMBRE.	GRANDE DIMENSION.	NOMBRE.
Première.				
Diamètre longitudinal.	— 8 c. 8 m. ou 3 pouces 2 lignes. . .	6	— 9 c. 7 m. ou 3 pouces 6 lignes. . .	2
Diamètre transversal et perpendiculaire.	— 6 c. 3 m. ou 2 pouces 3 lignes. . .		— 7 c. 9 m. ou 2 pouces 10 lignes. . .	
Deuxième.				
Diamètre longitudinal.	— 9 c. 8 m. ou 3 pouces 6 lignes. . .	4	— 1 d 0 c. 8 m. ou 3 pouces 11 lignes .	5
D. transv. et perpend.	— 7 c. 5 m. ou 2 pouces 8 lignes. . .		— 8 c. 8 m. ou 3 pouces 2 lignes. . .	
Troisième.				
Diamètre longitudinal.	— 1 d 0 c. 8 m. ou 3 pouces 11 lignes. .	3	— 1 d 2 c 3 m ou 4 pouces 5 lignes.	3
D. transv. et perpend.	— 8 c. 6 m. ou 3 pouces 1 ligne. .	15	9 c 6 m. ou 3 pouces 6 lignes,	10

Les 75 autres têtes de toutes les classes, que j'appelai *intermédiaires*, approchaient plus ou moins de ces deux degrés de grosseur.

Correspondance du nœud central avec le point sagittal.

Petite dimension.	Nombre.
Le *nœud central* tombait 1 centim. 4 mil.—1 centim. 6 mil. ou 6-7 lignes en arrière du point sagittal.	13
Idem. 1 centim. 9 mil.—2 centim. 1 mil, ou 8-9 lignes en arrière de ce point.	2

Grande dimension.

	Nombre.
Le *nœud central* tombait directement sur le point sagittal.	7
(Ils étaient de la 2ᵉ classe) 9 millim., ou 4 lignes en avant.	2
(Il était de la 3ᵉ classe). 9 millim., ou 4 lignes en arrière	1

Intermédiaires.

	Nombre.
Le *nœud central* reculait 2 mil. 5 mil. 7 mil. ou 1-2-3 lignes du *point sagittal*.	22
Idem. 7 mil. ou 3 lignes en avant de ce point. . . .	2
Idem. 9 millimètres, ou 4-5 lignes en arrière de ce point.	51
	100

Ayant examiné et étudié jusqu'à l'âge de 20-25 ans les 75 jeunes gens épargnés par la mort, j'ai vérifié :

1° Que 7, dont les têtes avaient le petit calibre en naissant, et sur les quelles le *nœud central* tombait 6 et 7 lignes en arrière du point sagittal, sont doués de la même dose d'esprit; c'est-à-dire en ont fort peu; l'éducatiou n'a rien pu sur eux; ils n'ont que l'instinct nécessaire à leur conservation; leurs fronts sont bas et très-étroits

2° Que celui qui avait survécu, dont le crâne était de cette même étendue, et sur lequel le *nœud central* s'écartait en arrière de 8 lignes du *point sagittal*, est idiot; son front est presque nul, et l'occiput très-bombé.

3° Que les cinq vivants, dont les crânes avaient le suprême degré d'ampleur, et sur lesquels le *nœud central* touchait directement le *point sagittal*, ont beaucoup d'esprit; mais leurs facultés intellectuelles sont balancées par les animales; leur imagination est vive, le cercle de leurs idées fort étendu, ils se placent sur le premier échelon de la société; ces hommes à talent sont en même temps dominés par l'égoïsme, la vanité, la dissimulation, l'orgueil, la sensualité; leurs fronts sont hauts, larges, et fuient un peu en arrière, leur nuque est spacieuse. (1)

(1) Lorsque le nœud central dépasse en avant le point sagittal, l'on doit augurer que les qualités d'esprit et du cœur de l'enfant seront un jour proportionnées à cet écartement.

Ayant rencontré deux têtes de cette espèce, je dis aux parents, d'après leur invitation, que selon mon opinion, leurs fils auraient de l'esprit et des vices, qu'une bonne éducation pourrait modifier; ma prédiction s'est trouvée juste. Ces individus, âgés de 30 ans, riches et abandonnés à eux mêmes pendant leur jeunesse, ont effectivement beaucoup d'intelligence; mais leur fatuité les rend insupportables; par leur marche guindée et saccadée, ils semblent fendre l'air; les bras, la tête en arrière, les sourcils froncés, décèlent leur vanité; leur voix est cadencée; ils n'adressent la parole qu'aux personnes de haut rang; il est plaisant de les voir tirer, ou remettre avec grandeur leur mouchoir de poche, de les voir ouvrir et fermer une porte, ou remuer un siège, tout cela ne peut se faire sans fracas.

4° Que chez les deux à crâne de cette dernière et belle proportion avec le corps, qui différaient des autres en ce que le *nœud central* dépassait de 4 lignes le *point sagittal*, que chez ces deux hommes, dis-je, dont les têtes avaient cette heureuse disposition, les facultés intellectuelle ont pris le plus grand empire; ils sont doux, sensibles, humains; comme la Fontaine et Corneille, ils ne se doutent pas de leur grand mérite; l'un a constamment, et sans se gêner au travail, remporté les prix d'excellence au collège; adonné aux hautes sciences, surtout aux mathématiques, il fait l'admiration de tous ceux qui le fréquentent. L'autre, habitant la campagne, et n'ayant suivi que l'école de son village, pétille d'esprit et de jugement; sa conversation est riche d'expressions; il ne lui a manqué, pour devenir un homme supérieur, que le déve'op pement de ses dispositions. Les fronts de ces privilégiés de la nature, larges et avancés, que deux bosses latérales font encore ressortir, sont magnifiques; ils ressemblent, comme disait Gall dans un cours de crâniocopie, en parlant de Napoléon, ils ressemblent aux portes de vastes magasins pleins de génie.

5° Que la grossière intelligence, l'orgueil, l'audace, la brutalité, la sensualité en général, la cruauté, sont le partage du colosse sur le crâne duquel le *nœud central* reculait de 4 lignes du point *sagittal*. Le coronal de ce demi-sauvage n'a point suivi le développement des autres os de la boîte encéphalique, quoiqu'assez large à sa base, il est bas et fuit en arrière. Cette tête, déprimée en avant, grosse et élevée postérieurement, ressemble à celle de Hercule commençant sa route au travers de la nature encore sauvage. (1)

6° Que l'intelligence des 15 vivants des *intermediaires*, sur les chefs desquels, d'après mes notes, le *nœud central* tombait 1-2-3 lignes en arrière du *point sagittal*, s'élève à diverses hauteurs, selon que leurs crânes s'approchaient plus ou moins de la grande mesure; il se trouve parmi eux des pédants,

(1) L'art antique nous offre cette conformation, qui symbolise la matérialité: alors la mission de l'homme étant de se conserver, et de modifier la nature extérieure, la partie postérieure du cerveau, où siègent les organes des facultés physiques et de perspective, devaient être très développés: c'est du tmps des Romains, et surtout depuis le christianisme, que la tête humaine s'est bombée à sa partie antérieure, à l'endroit de l'intelligence, et que l'organisation de l'homme s'est proportionnée à son œuvre.

des égoïstes, des intrigants; ils emploient la ruse et la bassesse pour arriver aux places; ils ne connaissent de mérite que là où est le pouvoir; plusieurs, cultivés par une éducation sévère, ont appris seulement à se commander, et à singer l'homme vertueux; quelques-uns, parmi ces derniers, ont abandonné l'honneur pour en porter le signe; d'autres ont sacrifié leur opinion pour servir leurs intérêts; heureusement, comme l'enseigne le bon Lavater, que la nature a peint sur la figure de ces sortes d'hommes le penchant qui les entraîne.

7° Que la petite tête, sur laquelle s'avançait le *nœud central* de trois lignes du *point sagittal* vers le front, contient presqu'autant de bonnes et grandes qualités que les deux favorisés du sort, dont j'ai parlé; c'est la vivacité, la loyauté, la bonté personnifiées : le camarade de ce jeune homme, mort à 13 ans, avait déjà manifesté le même naturel.

8° Que les phénomènes suivants, qui sont dus, je pense, à un vice scrophuleux, à un lait étranger, à la misère, à des maladies, à l'onanisme, ont eu lieu sur trois qui, en croissant, comme je l'ai observé, étaient sortis de la règle générale pour la taille, (ils étaient de la classe *intermédiaire*). Leurs têtes se sont développées d'après leur état originel, et non dans la proportion du corps; de sorte qu'elles sont trop grosses, ou trop petites; celui, par exemple, qui de la 3e classe est descendu à la première, qui au lieu de 5 pieds 6-7 pouces, qu'il aurait dû avoir, n'a que 5 pieds de hauteur, paraît porter la tête d'un géant. Celui qui, de la première classe, est monté à la troisième, et qui, au lieu de

5 pieds, a 5 pieds 8 pouces, est un second Charle=
magne pour la stature; comme lui il a six fois la
longueur de son pied en hauteur; (1) mais son cou
est loin de supporter la vaste tête de ce mo-
narque.

Ces trois individus, auxquels le *nœud central* avait
annoncé un bon sens passable, n'ont aucun jugement; l'un d'eux est épileptique; ces disgràces étaient
inévitables, puisque leurs têtes ne sont pas proportionnées au corps.

9° Enfin voici une dernière remarque fort singu-
lière; deux crânes avaient 3 décim. 6 cent. un mill.
ou 13 pouces de circonférence à leur base; leur
diamètre longitudinal était 1 déc. 0 cent. 8 mill.,
ou 3 pouces 11 lignes; les diamètres transversal et
perpendiculaire avaient 1 déc. 0 cent. 4 mill., ou 3
pouces 9 lignes; le *nœud central* avait frappé le
point sagittal : le développement de ces têtes ron-
des a marché dans ces proportions jusqu'à 20 ans.
Ces particuliers, ainsi organisés, sont ombrageux,
fantasques, jaloux, font parade de grandeur d'âme
et de libéralisme; n'ont aucune profondeur dans
l'esprit; ils s'imaginent occuper une grande place
sur la planette; ils emploient les moyens les plus
bas pour renverser tout ce qui s'oppose à leur
domination; ils sont vindicatifs et rancuneux; ces 2
originaux, âgés de 32 ans, sont de petits tyrans
chez eux; femme, enfants, domestiques, tous trem ·
blent à leur vue; l'un d'eux retrempe souvent son
infernal caractère dans l'alcool; quand il ne suc·

(1) Origine du pied de Roi.

combe pas à l'effet sédatif de cette liqueur, il s'opère chez lui quelque chose de curieux; il fait le gentil dans les réunions, il y étale ses idées barroques; si l'on ne l'écoute pas, ou si l'on rit, il disparaît brusquement; et tout colère, semblable à une guêpe qu'on a troublée dans le calice d'une fleur, il va par les places en bourdonnant, tant que le gaz qui le fait agir n'est pas évaporé.

L'homme naît, *table rase*, dit Lock, et autres philosophes; les faits bien avérés que je viens de faire connaître prouvent au contraire lincontestablement que toutes nos facultés intellectuelles, comme nos penchants, sont *innées*, qu'elles sont soumises à l'empire de la création, et que leur exercice dépend uniquement de l'influence de conditions matérielles et organiques du cerveau. Cette vérité, dans les siècles reculés, s'est quelquefois présentée, mais sous la forme d'éclair. Horace disait qu'il voyait et approuvait le mieux, mais qu'il faisait le pire. (1)

St-Paul confessait qu'il ne comprenait pas ce qu'il faisait, qu'il ne faisait pas le bien qu'il voulait, et qu'il faisait le mal qu'il détestait. (2).

Je trouve au dedans de moi, disait encore cet apôtre des Gentils, une loi qui me porte à faire le bien, mais je trouve dans mes membres une autre loi qui résiste à la loi de mon esprit. (3)

(1) Video meliora, proboque, détériora sequor.
(2 Quod operor non intelligo, non enim quod volo bonum, hoc ago; ser quod odi malum, istud facio. Vers 45, caput 7.
(3) Invenio igitur légem volenti mihi facere bonum, vers 21. —Video autem aliam legem in membris meis répugnantem legi mentis mei.—Vers 23.

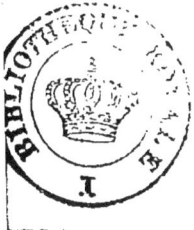

Il a donc fallu attendre le 19e siècle pour que le fondateur de la phrénologie et ses illustres successeurs apprissent à l'homme à se comprendre.

Si, inspiré par l'immortel Gall, j'ai fait une nouvelle découverte, que les sommités du génie, et les amis du progrès de l'esprit humain, viennent d'accueillir avec faveur, je dois encore à ce grand homme les connaissances de merveilles que j'ignorais. Quoi de plus beau, par exemple, que de trouver invariablement placé dans le cerveau, d'en voir le signe sur la ligne médiane du crâne, l'organe qui suggère à tous les hommes l'idée d'une puissance secrète qui a gravé dans les cœurs le sentiment de l'égalité; qui a placé dans le sein de l'homme de bien la paix et le bonheur, et dans celui du méchant le trouble et le remords; sublime disposition qui élève si haut notre espèce au dessus des animaux, qui la relie avec Dieu même ; mais dont on abuse pour la rendre stupide.

Quittons cette petite digression, et revenons à notre sujet.

De tous ces faits il résulte :

1° Que par la longueur d'un enfant du sexe masculin, né à terme, l'on peut dès sa naissance prédire quelle sera sa taille dans l'âge adulte.

2° Que la tête d'un enfant mâle, âgé de 9 mois, porte le cachet du penchant, du caractère, et du degré d'esprit qu'il aura à 25 ans; qu'il suffit, pour s'en assurer, d'étudier son crâne de la manière indiquée plus haut.

3° Que la quantité et la qualité de l'esprit dépendent du volume du cerveau; mais en même temps de son développement plus ou moins considérable, en avant ou en arrière. (1)

4° Qu'au moyen du procédé nouvellement imaginé pour mesurer la tête, il n'est besoin ni de bosses, ni d'éminences, pour signaler les penchants, les genres et les variétés des intelligences futures des nouveau-nés. (2)

5° Que les facultés intellectuelles ne sont ni transmissibles ni héréditaires; que s'il y a conformité d'intelligence entre le fils et le père, c'est que le cerveau du fils est conforme à celui du père, ce qui est un effet du hasard; le lyrique latin a donc eu tort de dire : Le courage et la bonté viennent de race. (1)

6° Que l'éducation masque le mauvais naturel, mais ne le détruit pas.

7° Que sur 75 hommes, la nature en produit :

7 Presque dépourvus de bon sens.

1 Idiot.

5 Doués de beaucoup d'esprit.

2 D'un génie supérieur.

1 D'une fatuité éventée, et cruel.

(1) Vérité connue depuis longtemps. mais dont l'auteur a le premier saisi la preuve sur des crânes non moulés.
(2) La priorité de cette invention appartient incontestablement à M. Blanchet.—Voyez les deux rapports ci-après.
(3) Fortea creantur fortibus et bonis.(Horace).

15 D'un esprit plus qu'ordinaire.

2 D'une très-grande intelligence.

33 D'un gros bon sens.

2 A tête ronde, originaux et très-vicieux.

7 A têtes disproportionnées avec le corps.
    —Stupides.

Pour rendre mes expériences très-sensibles, je les ai faites sur des enfants de 16 pouces 6 lignes; de 18 pouces 6 lignes, de 20 pouces 6 lignes de longueur, qui avaient par conséquent entre eux une différence de deux pouces. Ces expériences ne sont qu'un objet de comparaison qui réfléchit sur ceux de 17-19-21 pouces de la tête aux pieds, etc. Il ne faut que les répéter sur ces derniers pour obtenir le même résultat; prenons les nouveau-nés de 4 dè 8 c. 6 m ou de 17 pouces 6 lignes; dans l'âge adulte ils auront 1 m. 6 d. 9 c. 5 mil., ou 1 m. 7 d. 2 c. 2 mil., ou cinq pieds 1-2 pouces.

Ces petits individus porteront aussi des têtes de différentes grosseurs, et de diverses formes: les unes seront du petit calibre, les autres du grand, et la majeure partie (les intermédiaires), approcheront plus ou moins du petit ou du grand degré de dimension.

Diamètres.	Petite mesure.	Grande mesure.
Longitudinal. .	9 c. 2 mil. ou 3 p. 3 l.	1 d. 3 m. ou 3 p. 8 l. 1/2
Transversal et perpendiculaire	6 c. 9 m. ou 2 p. 5 l. 1/2	8 c. 3 mil ou 3 pouces.

A vingt ans, il en sera de ces enfants comme de ceux qui ont servi à mes expériences; ceux à crâne de la petite dimension, et sur lesquels le *nœud central* aura reculé de 6-7 lignes du *point sagittal* n'auront pas d'esprit, etc., etc.

Au moyen donc d'une règle de proportion, que tout le monde peut faire, on prédira la taille, le penchant, le caractère, et le degré d'esprit qu'auront à 25 ans les enfants mâles, nés à terme, quels que soient, au moment de leur naissance, leur longueur, le volume et la forme de leurs têtes.

Pour connaître la longueur d'un enfant, on l'étend sur une table, et on le mesure avec un cordon du vertex à la plante des pieds.

Un compas suffit pour s'assurer de l'étendue des diamètres longitudinal et transversal.

Le perpendiculaire s'obtient avec une équerre, dont on place horizontalement une branche sur le sommet de la tête, et l'autre verticalement sur un des côtés.

Semblables épreuves sur les enfants du sexe féminin conduiraient indubitablement au même résultat.

Société phrénologique de Paris, séance annuelle, le 9 septembre 1841, président M. le docteur FOSSATI.

A deux heures, les vastes salles de l'Athénée royal étaient insuffisantes pour recevoir un public nombreux et choisi; des membres de l'institut, de l'Académie royale de médecine, etc ; des dames, élégamment parées, étaient au nombre des auditeurs.

Entre autres ouvrages présentés pendant les années 1840 et 1841, dit M. Place, secrétaire-général, le docteur Blanchet, chirurgien en chef de l'hospice civil de Cherbourg, a fait hommage à la société d'un mémoire qui prouve: 1° Que l'homme porte dès sa naissance les signes de ce qu'il sera à 20 ans sous le rapport de la taille, du penchant, du caractère et du degré d'intelligence; 2° Que ses actions dépendent de son organisation native. Ce médecin a dirigé son observation sur cent sujets du sexe masculin, nés à terme, pris par lui au moment de leur naissance, et suivis par lui dans toutes les périodes de leur existence, de leurs développements physiques et moraux, pendant 25 ans. La société a reconnu dans ce travail de la part de son auteur une grande aptitude à l'observation, et l'a fait consigner dans ses archives comme une étude précieuse; la proposition de son titre se trouvant entièrement justifiée, elle en a accueilli les conclusions. Peu de savants poursuivent une idée utile avec une persévérance, un rigorisme et une intelligence aussi grande. La société a exprimé le vœu que l'exemple de M. Blanchet soit suivi dans le même ordre d'idées, afin qu'un plus grand nombre de faits viennent appuyer ses propositions, dont elle a accepté avec reconnaissance les prémices. Ce beau travail, riche en statistique et en observations pratiques, a été imprimé et distribué à chacun des membres.

Académie royale de médecine de Paris; Séance du 15 novembre 1840;

La société a adopté les conclusions de la commission, composée de MM. Ribes, Bouilland, Capuron, rapporteur, qu'elle avait chargée d'examiner un mémoire du docteur Blanchet, chirurgien en chef de l'hospice civil de Cherbourg, relatif à des signes que portent en naissant les enfants du sexe masculin, présageant la taille, le penchant, le caractère et le degré d'esprit qu'ils auront dans l'âge adulte. Le célèbre professeur de la faculté, après avoir lu tout au long dans cette séance le manuscrit, et dit des choses agréables pour l'auteur, a terminé ainsi son lumineux rapport; M. Blanchet a inventé un procédé pour mesurer la tête des enfants au moment de leur naissance, indiquant le centre du cerveau, et son développement respectif en avant et en arrière, et sur les côtés; (1) en conséquence, nous vous proposons de déposer cet ouvrage dans les archives de l'académie; d'écrire une lettre de remercîment au docteur Blanchet, et d'inscrire honorablement son nom parmi les candidats aux places de membres correspondants.

(1) Ce procédé est le révélateur du moral futur des enfants; le reste de l'ouvrage n'est qu'une explication de ses résultats.

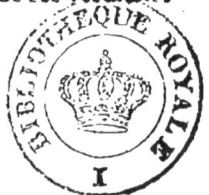